BEI GRIN MACHT SICH IHR WISSEN BEZAHLT

- Wir veröffentlichen Ihre Hausarbeit,
  Bachelor- und Masterarbeit

- Ihr eigenes eBook und Buch -
  weltweit in allen wichtigen Shops

- Verdienen Sie an jedem Verkauf

Jetzt bei www.GRIN.com hochladen und kostenlos publizieren

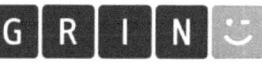

Bibliografische Information der Deutschen Nationalbibliothek:

Die Deutsche Bibliothek verzeichnet diese Publikation in der Deutschen National-bibliografie; detaillierte bibliografische Daten sind im Internet über http://dnb.d-nb.de/ abrufbar.

Impressum:

Copyright © 2017 GRIN Verlag
Druck und Bindung: Books on Demand GmbH, Norderstedt Germany
ISBN: 9783346087317

Dieses Buch bei GRIN:

https://www.grin.com/document/509359

Bianca Pri

Epidemiologie. Geschichte und Tätigkeiten heute

GRIN Verlag

GRIN - Your knowledge has value

Der GRIN Verlag publiziert seit 1998 wissenschaftliche Arbeiten von Studenten, Hochschullehrern und anderen Akademikern als eBook und gedrucktes Buch. Die Verlagswebsite www.grin.com ist die ideale Plattform zur Veröffentlichung von Hausarbeiten, Abschlussarbeiten, wissenschaftlichen Aufsätzen, Dissertationen und Fachbüchern.

Besuchen Sie uns im Internet:

http://www.grin.com/

http://www.facebook.com/grincom

http://www.twitter.com/grin_com

Inhalt

1. Die Epidemie

1.1. Definition: Epidemie

Epidemie leitet sich von dem griechischen Worten „epi" = über und „démos" = Volk ab und bezeichnet ein „stark gehäuftes, örtlich und zeitlich begrenztes Auftreten einer Erkrankung, vor allem einer Infektionskrankheit" (siehe Wahrig 2007, Seite 272). Eine Epidemie liegt vor, wenn eine Krankheit räumlich und zeitlich begrenzt einen hohen oder zumindest überdurchschnittlichen Anteil der Bevölkerung erfasst. Bei einem explosionsartigen Anstieg spricht man von Explosionsepidemie, bei einem verzögerten Anstieg von einer Tardivepidemie (vgl. Müller 1989, Seite 16). Im Gegensatz dazu nimmt bei einer typischen Tardivepidemie die Infektion über einen längeren Zeitraum zu, während die Erkrankungszahlen stetig ansteigen.

1.2. Influenza als Grippeepidemie

1.2.1. Was ist die Influenza

Der Name Influenza stammt aus dem Italienischen und leitet sich ab vom mittelalterlichen Wort „influentia". Schon im 14. und 15. Jahrhundert nach Christus wurde dieser Begriff verwendet, um zumeist astrologisch den Ursprung von Seuchen oder einer anderen Katastrophe deuten zu können. In späterer Zeit nutzte man den Begriff und die Bedeutung, um die Entstehung von Krankheiten zu erklären. Dadurch wird die Deutungsnähe zu dem Begriff der ‚Erkältungskrankheiten' erkenntlich. Die Popularisierung des Begriffs Influenza erfolgt dann seit Ende des 18. Jahrhunderts, über das Englische, wo er nachweislich bereits im Jahr 1743 verwendet wurde (vgl. Haas 2009, S.1). Schon seit dem Mittelalter ist die Influenza in Europa eine verbreitete Krankheit, was in zahlreichen Chroniken von Grippeepidemien nachgewiesen ist. Aus dem 16. Jahrhundert liegen zuverlässige Beschreibungen des Krankheitsbildes vor. Erstmals kam der Begriff ‚Grippe' im 18. Jahrhundert auf, zurückzuführen aus dem Osten, beziehungsweise dem Inneren Eurasiens, von wo aus die meisten Grippepandemien sich zu Epidemien ausbreiteten und sich verteilten (vgl. ebd., S.15). Die Bezeichnung „Influenza" stammt, wie schon erwähnt, aus dem Italienischen und verweist unter anderem auf den Zustrom von krankmachender kalter Luft. Im 19. Jahrhundert hat die Grippehäufigkeit und -heftigkeit sichtlich zugenommen, was als Folge des Bevölkerungs- und Städtewachstums und dem damit verbundenen dichten Zusammenleben zu erklären ist. In den Jahren 1832/33 und 1836/37 sind zwei besonders schwere Grippeepidemien in Europa vorgekommen, bei denen ein beachtlicher Teil der Bevölkerung

Europas gestorben ist. Eine zu erwähnende Grippe ist die Spanische Grippe, welche in den letzten Jahren des 1. Weltkrieges ausbrach und weltweit auftauchte. Innerhalb weniger Monate tötete diese Influenzapandemie mehr Menschen, als der Krieg an Todesopfern, innerhalb von 4 Jahren, zu verzeichnen hatte. Schätzungen zu Folge gab es global 25 bis 40 Millionen Influenzatote, besonders in Afrika und Asien. Insbesondere in Indien waren es ca. 16 Millionen Tote (vgl. ebd., S.17f.).

Die Grippe (Influenza) ist eine akut auftretende, fieberhafte Infektionskrankheit, für die bestimmte Viren verantwortlich sind. Die Bezeichnungen „Grippe" und „Influenza" werden heute oft synonym gebraucht. Oftmals sind diese Bezeichnungen, auch die des „grippalen Infekts", heute noch schwer im verbalen Gebrauch zu trennen, sodass es in der Bevölkerung meistens zu einer unbewussten Verwechslung zwischen der Influenza und damit der echten Grippe und des grippalen Infekts kommt, welcher deutlich harmlosere Folgen aufweist (vgl. ebd., S.2). Die Influenza hat verschiedene Übertragungsmöglichkeiten von Mensch zu Mensch. Man unterscheidet zwischen einer Tröpfcheninfektion, einem indirekten Kontakt und der Aerosolen Übertragung. Die Influenzaviren übertragen sich bei der Tröpfcheninfektion durch virushaltige Sekrettröpfchen, welche vom Infizierten beim Husten oder Niesen ausgeschieden werden. Dadurch gelangen sie auf die Schleimhäute im Mund- und Nasenraum, sowie in die tieferen Bereiche des Atmungstraktes einer empfänglichen, beziehungsweise noch nicht infizierten Person. Dies kann auch beim Atmen und Sprechen geschehen, allerdings werden hier Tröpfchen in weniger geringer Anzahl ausgestoßen. Schon beim Husten werden hunderte, beim Niesen sogar einige tausend Sekrettröpfchen freigesetzt (vgl. ebd., S.23). Der indirekte Kontakt bietet eine weitere Möglichkeit der Übertragung. Dabei nehmen zum Beispiel die Hände das virushaltige Material einer kontaminierten Oberfläche auf, was dann durch Berührungen im Gesicht, an Mund oder Nase, der empfänglichen Person weitergegeben wird. Die Überlebensfähigkeit von Influenzaviren hängt dabei von Faktoren wie der Temperatur, der Luftfeuchtigkeit und dem Oberflächenmaterial ab. Einige Influenzaviren könne bei einer Oberfläche mehrere Tage oder in Einzelfällen sogar Wochen überleben. Im tiefgefrorenen Zustand können sie sogar sehr lange infektiös bleiben (vgl. ebd., S.23). Die dritte Übertragungsmöglichkeit ist die der Aerosolen Übertragung. Als virushaltige Aerosole werden kleine Tröpfchen bezeichnet, die einen Durchmesser von weniger als fünf Mikrometer haben. Diese winzigen Tröpfchen charakterisieren sich dadurch, dass sie über einen längeren Zeitraum in der Raumluft schweben können, wodurch sich der

Expositionszeitraum (der Zeitraum, in welchem man einer Gefahr ausgesetzt ist) für empfängliche Personen verlängert (vgl. ebd., S.24).

Influenzavieren übertragen sich sehr schnell in einer Bevölkerung und können von Jahr zu Jahr, beziehungsweise von Saison zu Saison, andere Merkmale aufweisen. Aufgrund des spezifischen strukturellen Aufbaus der Vieren, haben diese eine dadurch bedingt hohe Mutationsrate und verändern sich genetisch variabel. Aus diesem Grund ist eine Reinfektion auch bei den Personen möglich, welche saisonal bereits eine Influenzainfektion durchgemacht haben. Das bedeutet, dass saisonal bedingt verschiedene Influenzavieren des gleichen Typs zirkulieren können, wodurch diese für eine erneute Empfänglichkeit bei zuvor bereits erkrankten Personen sorgen. Allerdings baut sich durch solche vorangegangenen Infektionen eine Teilimmunität auf, sodass Jugendliche und Erwachsene im Laufe ihres Lebens einen gewissen natürlichen Schutz gegen Influenzainfektionen aufbauen können. Besonders gefährdete Gruppen sind ältere Menschen, Kinder und Schwangere. Bei älteren Menschen verringert sich der Schutz gegen die Influenzainfektion, durch ein Abschwächen des Immunsystems im höheren Alter. Säuglinge und Kinder sind aufgrund einer fehlenden Grundimmunität besonders empfänglich für Influenzainfektionen (vgl. ebd., S.26). Um weitestgehend eine Influenzainfektion vorzubeugen, spielt das Kontaktverhalten innerhalb einer Bevölkerung eine große Rolle. Dabei gibt es wichtige Parameter, welche zu einer Ausbreitung innerhalb einer Gesellschaft beitragen können. Die körperliche Nähe der Menschen spielt hier eine extrem wichtige Rolle. Hierzu zählt die räumliche Distanz zwischen zwei Personen, die Art des Kontakts (sprechen oder berühren), damit verbunden die Dauer des Kontakts, sowie das Einhalten oder Nichteinhalten von Hygieneregeln (vgl. ebd., S.27). Gerade Kinder haben, besonders mit ihren Altersgenossen im Kindergraten oder in der Schule, häufigeren und engeren Kontakt, als Erwachsene untereinander. Gleichzeitig sind viele Verhaltensweisen in dieser Gruppe weniger von infektionsvermeidenden, also hygienischen Maßnahmen geprägt, als bei den Erwachsenen. Auch wird hier die Distanz untereinander sehr stark vom räumlichen Umfeld beeinflusst. Denn die zwischenmenschlichen Abständen sind selbstverständlich in Schulen oder Gemeinschaftseinrichtungen anderes als im privaten Umfeld. Ebenso ist der Aufenthalt in geschlossenen Räumen in kalten Monaten sehr viel länger als im Sommer. Auch der Luftaustausch (die Regelmäßigkeit des Lüftens) und die Luftfeuchtigkeit sind deutlich niedriger. Diese Faktoren spielen eine besonders wichtige Rolle bei der Saisonalität des Auftretens der Influenza (vgl. ebd., S. 27). Die Influenza ist eine plötzliche, im Winter gehäuft auftretende Viruserkrankung und wird deshalb auch als saisonale Grippe bezeichnet. Der Ablauf der Infektion mit den ursächlichen Grippeviren kann unterschiedlich ablaufen. Häufige Symptome bei Influenzapatienten sind ein allgemeines Krankheitsgefühl und Schwäche, Husten und Schnupfen, Appetitlosigkeit, Fieber, Kopfschmerzen sowie Halsschmerzen. A.S. Monto berichtet im Jahr 2002 über etwa 2500 Patienten mit einer virologisch oder serologisch gesicherten Influenzainfektion. Diese Patienten zeigten als häufigste Symptomatik: ausgeprägte Schwäche und Muskelschmerzen (Rücken, obere Extremität) Husten, Appetitlosigkeit und Kopfschmerzen (siehe Abbildung 1).

Symptom	Patienten mit Labor-bestätigter Influenza-infektion (in %)
Myalgie	94
Allgemeines Krankheitsgefühl/ Schwäche	94
Husten	93
Appetitlosigkeit	92
Rhinitis	91
Kopfschmerzen	91
Halsschmerzen	84
Fieber > 37,8 °C	68

Abbildung 1 Häufigkeit der Symptome bei Influenzapatienten (nach Morishima et al.2002 in: Haas 2009, S.156)

Es wird unterschieden zwischen respiratorischen Symptomen und atypischen Symptomen. Die respiratorischen Symptome beginnen nachdem Fieberanstieg mit einem unproduktiven Husten, einer schmerzhaften Pharyngitis (Rachenentzündung) sowie einer Rhinitis (Entzündung der Nasenschleimhaut, Schnupfen). Neben den Schmerzen im Pharynx (Rachen) tritt häufig auch Heiserkeit auf (vgl. Haas 2009, S.156). Charakteristisch ist der plötzliche Eintritt des Fiebers, bei welchem innerhalb von wenigen Stunden Temperatuten von 38°C bis

40°C erreicht werden. Bei Kindern kann sogar eine Höchsttemperatur von 41°C erreicht werden. Das Fieber begleitet in der Regel die Influenza und hält sich drei bis vier Tage. Neben den klassischen Krankheitssymptomen (siehe Abbildung 2), welche durch einen abrupten Beginn, hohes Fieber und Muskelschmerzen gekennzeichnet sind, gibt es auch atypische Symptome. Zu diesen zählen: Fieberkrämpfe, Übelkeit und Erbrechen, Schleimhautschwellungen, sowie Fieberreaktionen wie Verwirrtheit.

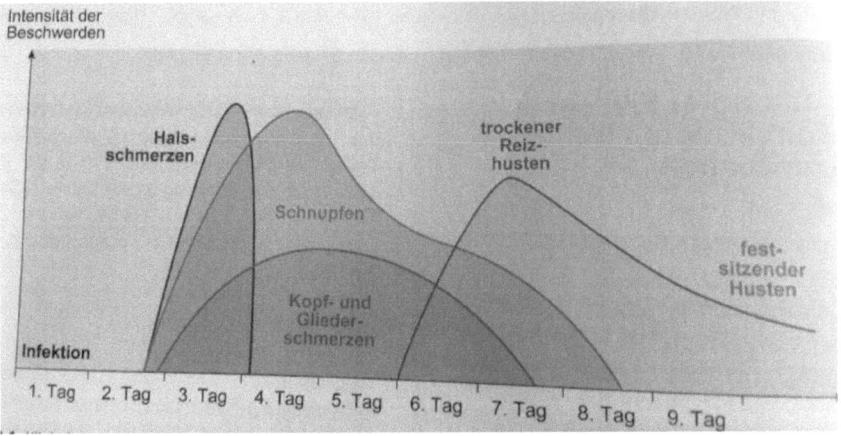

Abbildung 2 Klinischer Verlauf der Symptome bei Influenza (in: Haas 2009, S.156)

Bei diesen Symptomen, welche auf eine Influenza hindeuten, sollte der Patient unter allen Umständen einen Arzt aufsuchen, welcher dann eine Diagnose erstellt. Bei einer Behandlung einer Influenza ohne wesentliche Risikofaktoren (hohes Lebensalter, Säuglinge und Kleinkinder, Schwangerschaft etc.) bedarf die symptomatische Influenza lediglich einer symptomatischen Therapie, zum Beispiel durch medikamentöse Behandlung, bei welcher einzelne Medikamente die jeweiligen Symptome behandeln. Dabei muss besonders auf ein wirkungsvolles Senken des Fiebers geachtet werden, was höchste Priorität hat. Der Patient bedarf einer ausreichenden Flüssigkeitszufuhr, um die drohende Dehydration bei hohen Temperaturen zu vermeiden. Vorteilhaft sind auch abschwellende Nasentropfen und eine medikamentöse Behandlungen des häufig quälenden Reizhustens (vgl. ebd., S.165).

Zur Prävention der Influenza zählt ganz klar die Schutzimpfung. Dabei ist der sicherste Schutz durch eine jährliche Impfung gewährt, welche von September bis November vorzunehmen ist (vgl. ebd., S.172). Neben älteren Erwachsenen und Patienten mit Begleitkrankheiten, können Kinder, vor allem Säuglinge, ebenso häufig und kompliziert an Influenza erkranken. Verschiedene typenspezifische Influenzaimpfstoffe stehen zur

Verfügung, um Personen auf Wunsch konform mit der Zulassung von verfügbaren Impfstoffen, ab dem Alter von sechs Monaten, impfen zu können (Haas 2009, S.141). Damit gelten Kinder als wichtigstes Glied in der epidemiologischen Kette der Verbreitung der Influenza innerhalb einer Bevölkerung. Voraussetzung für einer erweitere Impfempfehlung, welche auch damit Kinder erfasst, ist der Nachweis[1] von Wirksamkeit, Verträglichkeit und Sicherheit der Impfung in dieser Altersgruppe.

1.2.2. Der Grippevirus

Eine der bekanntesten Epidemien ist die Grippeepidemie. Der Grippevirus tritt jedes Jahr auf, meist als saisonale Grippe mit einem leicht veränderten Virus. Doch auch hier ist Vorsicht geboten und eine solche Infektion sollte nicht auf die leichte Schulter genommen werden, denn aus einer ‚normalen' Epidemie kann eine gefährliche Pandemie werden, wenn ein völlig veränderter Virus auftritt. Gerade in den nasskalten Monaten des Jahres ist die Gefahr an Grippe zu erkranken am größten. Viele Menschen verwechseln die Grippe oder auch Influenza, oftmals mit einer Erkältung, was schwere Auswirkungen haben kann. Die Grippe ist eine akute Erkrankung der Atemwege und kann lebensbedrohliche Ausmaße annehmen. Ausgelöst wird die Influenza durch die Grippeviren, im Gegensatz zu Erkältungen oder grippale Infekte, welche von anderen Erregern verursacht werden. Jedoch können die Anfangssymptome ähnlich sein, was es ohne ärztliche Untersuchung erschwert, die genaue Infektion zu erkennen. Bei den Influenza Viren werden verschiedene Typen unterschieden. Das Fatale daran ist, dass die Viren weltweit verbreitet sind und sich sehr schnell den klimatischen Gegebenheiten und Umständen anpassen können. Übertragungsweg der Grippe ist die sogenannte Tröpfcheninfektion. Beim Husten, Niesen oder sogar selbst beim Sprechen werden kleinste, virushaltige Tröpfchen vom Erkrankten über die Luft übertragen, welche dann von den umstehenden Personen eingeatmet werden können. Sogar über den Körperkontakt, beispielsweise beim Händeschütteln, wird die Influenza übertragen. Werden danach, mit den ‚kontaminierten' Händen, der Nase oder dem Mund berührt, dann können die

---

[1] Der derzeitige Kenntnisstand ist in verschiedene Studien erfasst, welche in den letzten Jahren durchgeführt wurden, unter anderem in Finnland, Japan, Italien und der USA. Innerhalb dieser Ausarbeitung wird nicht weiter auf diese Studien eingegangen, da dies sonst den Rahmen der Ausarbeitung sprengen würde. Besagte Studien dazu stammen von Jefferson et al. 2005: Metaanalyse zur Wirksamkeit, Hoberman et al. 2003: Wirksamkeitsstudie bei Kindern oder auch Herzog et al. 2002: Wirksamkeit von virosomaler Influenzavakzine. Zusammengefasst lässt sich jedoch anhand der Studien sagen, dass Sicherheit, Verträglichkeit und Wirksamkeit von Influenzaimpfstoffen bei Kindern nachgewiesen sind. Nach ein bis zwei Impfdosen schützt die Impfung zu 65% bis 90% vor mikrobiologisch gesicherten Influenza. Die Verträglichkeit der Impfung unterscheidet sich nicht grundsätzlich von denjenigen anderen allgemein empfohlenen Impfungen. Insgesamt haben sich Influenzaimpfstoffe im Kindesalter bislang als sicher erwiesen, was eine breitere Anwendung über die bisherigen Indikatoren hinaus ermöglichen würde (Haas 2009, S.147).

Grippeviren in die Schleimhäute eindringen. Ein Grippevirus ist hartnäckig und kann außerhalb des Körpers mehrere Stunden überleben, auch niedrige Temperaturen können in dieser Zeit den Virus nicht zerstören, was daran liegt, dass der Virus, wie schon erwähnt, sehr anpassungsfähig ist. Hat man sich einmal infiziert, dann kann die Grippe durch verschiedene Symptome diagnostiziert werden. Die Symptome einer Grippe können unterschiedlich schwer ausfallen. Während sie sich bei einigen Menschen nur leichte bis gar keine Beschwerden zeigen, fallen sie bei anderen, vor allem bei jenen, deren Immunsystem bereits geschwächt ist, umso schwerer aus, sodass eine Influenza mit schweren Krankheitsverläufen einhergehen kann, welche im schlimmsten Falle sogar mit dem Tod enden (vgl. Haas, S.35). Typische Krankheitsanzeichen sind: plötzlich einsetzendes Krankheitsgefühl, Fieber, Halsschmerzen, trockener Husten, Schüttelfrost, tränende Augen, Schnupfen, Muskel-, Kopf- und Gliederschmerzen. Laut Weltgesundheitsorganisation WHO verläuft die Infektion mit der Grippe in 80 Prozent aller Fälle unbemerkt oder wird als leichte Erkältungskrankheit wahrgenommen. Bei den übrigen 20 Prozent der Betroffenen nimmt die Krankheit einen schwereren Verlauf. Aus diesen Gründen ist es umso wichtiger, dass eine solche Infektion so früh wie möglich durch ärztliche Behandlung festgestellt wird. Um eine Grippe von einem grippalen Infekt zu unterscheiden, ist der Besuch beim Arzt unabdingbar, denn jener kann die Symptome am besten diagnostizieren. Um Gewissheit zu bekommen, werden in der Regel auch Blutproben entnommen. Bei einem konkreten Verdacht auf Influenza kann auch ein Nasen- oder Rachenabstrich erfolgen, der mithilfe eines Schnelltests Grippeviren nachweisen kann. Hat man sich den Grippevirus zugezogen, dann beträgt die Inkubationszeit in der Regel ein bis zwei Tage. Nach diesem Zeitraum treten erste Symptome auf.

1.3. Einteilung und Abgrenzung

Epidemien werden unter anderem noch in zwei verschiedene Zustände eingeteilt, in die Explosivepidemie und die Tardivepidemie. Infektionskrankheiten breiten sich durch verschiedenartige Ursachen mit unterschiedlichen Folgen in ungleichem Maße aus. Dies führt dazu, dass es Abgrenzungen zwischen Epidemien, Endemien und Pandemien gibt.

1.3.1. Endemie

Endemie bezeichnet eine Seuche, die örtlich begrenzt auftritt, sich aber zeitlich über einen langen Zeitraum hinweg ausbreitet. Der Import von Erkrankungen aus Endemiegebieten ist der wahrscheinlichste Fall (vgl. Kloepfer 2011, S. 10). Die in dem betroffenen Gebiet erhöhte

Prävalenz, also die Häufigkeit einer Krankheit oder eines Symptoms in einer Bevölkerung zu einem bestimmten Zeitpunkt, bleibt mehr oder weniger gleich.

1.3.2. Pandemie

Eine Pandemie ist eine „sich über Länder und Erdteile ausbreitende Seuche" (Wahrig 2007, S. 719). Die Pandemie unterscheidet sich somit von den anderen Ausbreitungsmöglichkeiten dahingehend, dass sich die Infektionskrankheit innerhalb eines gewissen Zeitraums über Länder und Kontinente ausbreitet. Damit eine Pandemie entstehen kann und sich ausbreiten kann, sind im Wesentlichen drei Bedingungen zu erfüllen und damit Voraussetzung:

(1)   Ein pathogener, somit ein ‚Krankheiten verursachender', Erreger beziehungsweise eine noch unbekannte Erregervariante taucht auf.

(2)   Dieser Erreger infiziert Menschen und ruft bei ihnen eine ernsthafte Erkrankung hervor.

(3)   Der Erreger breitet sich leicht und nachhaltig unter Menschen aus.

Eine Pandemie ist die größte Ausbreitungsstufe einer Infektionskrankheit, sodass hierfür entsprechende Pandemiepläne und Prozessabläufe erstellt werden. Im Falle einer Endemie oder Epidemie können diese ebenfalls angewandt werden. Solche Pandemiepläne dienen einer kontinuierlichen Betrachtung von Prozessen und der fortlaufenden Überprüfung von Strategien und wissenschaftlichen Erkenntnisse.

2. Von der Epidemie zur Epidemiologie

Epidemiologie beschäftigt sich mit Risikofaktoren, Häufigkeit, Verteilung, Ursachen und Folgen von Erkrankungen in der Bevölkerung. Sie adressiert sowohl lokale als auch globale Gesundheitsprobleme. Als Forschungsdisziplin hat die Epidemiologie unmittelbare Gesellschaftsrelevanz. Die Epidemiologie ist eine sehr interdisziplinäre Wissenschaft: Sie arbeitet eng mit anderen Wissenschaftsbereichen zusammen und trägt wesentlich dazu bei, die Gesundheit in der Bevölkerung zu erhalten und weiter zu verbessern. (Deutsche Gesellschaft für Epidemiologie)

2.1. Definition: Die Epidemiologie

Die Epidemiologie ist damit ein Teilgebiet der Medizin, welches die Verteilung von Krankheiten in einer Bevölkerung untersucht. Gleichzeitig untersucht die Epidemiologie auch die mit der Verbreitung zusammenhängenden Variablen. Dadurch können Aussagen getätigt werden in Bezug auf die Häufigkeit beziehungsweise die Seltenheit jener Erkrankung, die in einer entsprechenden Population auftaucht. Diese Auswertungen werden mithilfe von statistischen Methoden ermittelt und erhoben, dadurch gelingt es der Wissenschaft mathematische Modelle zu entwickeln die zukünftige, beziehungsweise mögliche Ausbreitungen von Epidemien simulieren können (vgl. Bonita, Beaglehole, Kjellström 2013, S. 12).

2.2. Geschichte der Epidemiologie

Die Geschichte der Epidemiologie wird Mitte des 19. Jahrhunderts datiert, als 1854 der britische Arzt Dr. John Snow in einer globalen Untersuchung analysierte, dass die herrschende Cholera in London nicht, wie zu dieser Zeit angenommen, durch Miasmen[2] verbreitet wurde. Er stellte fest, dass eine öffentliche Wasserzufuhr die Quelle der Krankheitserreger war und legte dann die verschmutzte Pumpe still, wodurch der Ausbruch gestoppt wurde. Schon zuvor, im frühen 18. Jahrhundert analysierte der Leibarzt des Papstes, Giovanni Maria Lancisi, in Rom, den Rückgang von verschiedenen Erkrankungen. Er stellte fest, dass beispielsweise Malaria durch verbesserte hygienische Maßnahmen, aber auch durch die Trockenlegung von Sümpfen, einen starken Rückgang aufweist. Diesen Rückgang bezeichnet man als ersten epidemiologischen Übergang. Jene epidemiologischen Rückgänge bezeichnen Veränderungen der Häufigkeit von unter anderem Todesfällen und Krankheiten, welche in großen Bevölkerungsgruppen innerhalb eines Zeitraums wahrnehmbar sind. Dieser

---

[2] Miasmen sind (einer früheren Annahme entsprechend) Krankheiten auslösender Stoff in der Luft oder in der Erde; [aus dem Boden ausdünstender] Gift-, Pesthauch (Duden – Online http://www.duden.de/rechtschreibung/Miasma (letzter Zugriff: 24.02.2017, 15:14 Uhr).

Wandel der Morbiditätsstruktur ist gekennzeichnet durch die Ablösung der Infektionskrankheiten als häufigste Todesursache durch chronisch – degenerative Krankheiten. Der Wandel und damit verbunden die epidemiologischen Übergänge werden in vier Phasen[3] eingeteilt (vgl. Pfister/Fertig 2004):

(1) Als erste Phase gilt das Zeitalter zwischen dem 18. Jahrhundert und der Mitte des 19. Jahrhunderts, welches vor allem geprägt war durch Seuchen und Hungersnöte, insbesondere der großen Epidemien und Pandemien, in denen Infektionskrankheiten in der betroffenen Bevölkerung zur häufigsten Todesursache zählen.

(2) Die zweite Phase beschreibt das Zeitalter, in welchem die Infektionskrankheiten abgenommen haben, was Mitte des 19. Jahrhunderts bis Mitte des 20. Jahrhunderts datiert ist. Explizit nehmen hier die Todesursachen durch Infektionskrankheiten ab.

(3) Eine weitere Phase ist jene, die das Zeitalter beschreibt, in welchem die gesellschaftlich verursachten Krankheiten, beispielsweise solche, die durch übermäßigen Niktotinkonsum etc, ausgelöst werden. Dazu zählen Herz-Kreislauf Erkrankungen, der Krebs, aber auch Unfälle (beispielsweise Verkehrsunfälle), die eine häufig auftretende vorzeitige Todesursache sind. Eingeordnet wird diese Phase in die 2. Hälfte des 20. Jahrhunderts.

(4) Die vierte Phase beschreibt das Zeitalter der degenerativen und der altersbedingten Krankheiten, welche durch Demenz und Herzversagen als häufigste Todesursache geprägt sind. Diese kann Ende des 20. Jahrhunderts eingeordnet werden.

Vorreiter der epidemiologischen Erkenntnisse war, wie zuvor schon erwähnt, Dr. John Snow. Im weiteren historischen Verlauf waren noch andere Wissenschaftler daran beteiligt, wesentliche Erkenntnisse für das epidemiologischen Arbeiten zu erlangen, woraus eine große Sammlung entstanden ist, auf die die heutige Wissenschaft zurückgreifen kann, um beispielsweise Gründe für das Entstehen und die Ausbreitung einer Erkrankung zu erlangen, sei es aus sozialen Gründen, hygienischen Gründen, demographischen Gründen etc.

---

[3] Diese Grenzen gehen fließend ineinander über. Sie wurden durch klare Kriterien und statistische Auswertung sowohl historisch, als auch wissenschaftlich belegt. Selbstverständlich zählen Kriterien aus Phase 3 auch zu Phase 4, wie beispielsweise die Autounfälle. Dies wird in Kapitel 3.2. wieder aufgegriffen, wo direkt auf Unfallstatistiken eingegangen wird.

3. Tätigkeiten der Epidemiologie

Vor allem die Menschen in den wohlhabenden Industrieländern, wie Deutschland, waren nicht immer so gesund, wie sie es heute sind. Insbesondere die Epidemiologie hat einen wesentlichen Teil dazu beigetragen, dass wir heute eine höhere Lebenserwartung haben als jemals zuvor in der vergangenen Geschichte der Menschheit.

3.1. Gesundheitsrisiken heute

Moderne Industriegesellschaften haben einen gesundheitlichen Wandel und Übergang geschafft. Einerseits sterben immer weniger Menschen an Infektionskrankheiten, jedoch gewinnen nicht übertragbare, chronische Krankheiten wie Krebs oder eine Herz-Kreislauf Erkrankung immer mehr an Bedeutung. Das kann verschiedene Gründe haben:

- Wir leben komfortabler. Einerseits achten wir bewusster auf unsere Ernährung und wollen gesünder leben, andererseits verschafft uns dieser ,Luxuszustand' auch in die Lage, dass viele Menschen rauchen und große Mengen an Alkohol konsumieren, wodurch auch ein ungesunder Lebensstil mehr Bedeutung bekommt.
- Krankheiten wie Herz-Kreislauf Beschwerden oder Krebs haben verschiedene Ursachen, das heißt, dass sie multifaktoriell sind, wodurch eine gezielte Vorbeugung und Behandlung erschwert wird.
- Genannte Krankheiten verlaufen teilweise chronisch, weshalb viele Menschen ein Leben lang mit ihnen leben müssen.
- Der Demographische Wandel in Deutschland erreicht seinen Höchstpunkt, die Bevölkerung in Deutschland altert, wodurch die Häufigkeit an Alterserkrankungen, wie zum Beispiel Herz-Kreislauf-Erkrankungen und auch Krebs mit dem Alter zunimmt.

Heutzutage befassen sich Epidemiologen nicht nur mit Ausbrüchen von ansteckenden Infektionskrankheiten, sondern auch nicht übertragbare Krankheiten und deren Ursachen sind ein wichtiges und relevantes Thema, mit welchem sich die Epidemiologie beschäftigt. Laut der Epidemiologie ist die Zunahme eines jeglichen Gesundheitsproblems über das gewohnte Maß hinaus (bezogen auf einen Zeitraum und eine Region) eine ,Epidemie', die sie mit epidemiologischen Methoden untersuchen. Auch solche Methoden, sowie entsprechende Studientypen wird in Kapitel 4 näher eingegangen.

3.2. Was die Epidemiologie tut?

Wenn die Epidemiologie die Verteilungen von Gesundheitsproblemen untersucht und analysiert, dann beschäftigt sie sich nicht nur mit Seuchen oder nicht übertragbaren Krankheiten, wie dem Herzinfarkt, sondern sie untersucht auch die Verteilung und die Risikofaktoren von beispielsweise Verkehrsunfällen, denn auch hier gibt es Epidemien und damit verbunden einen Anstieg innerhalb bestimmter Zeiträume, welcher über das sonst gewohnte Maß hinaus geht. Dabei spielt nicht nur eine gewisse Jahreszeit, eine Tageszeit oder ein Wochentag eine besondere Rolle, sondern auch das Alter der FahrerIn, sowie Unfallflucht. (vgl. Unger 2012, S.6ff. und ADAC 2016, S.8ff.). „Es zeigt sich, dass sich die meisten Verkehrsunfälle zwischen 07:00 Uhr und 20:00 Uhr ereignen. Es gibt ein erstes Maximum in den frühen Morgenstunden und gipfelt zwischen 15:00 und 18:00 Uhr." (Unger 2012, S.6). Andere Themenbereiche beziehungsweise Untersuchungsfelder sind Untergruppen der Bevölkerung, welche beispielsweise einen schlechteren Zugang zu Gesundheitsdiensten haben. Hier wird untersucht, ob diese Personengruppen schlechtere Gesundheitswerte haben, als andere und wo in einem solchen Fall die Gründe dafür liegen. Dementsprechend hat die Epidemiologie viele verschiedene Tätigkeitsbereiche. Allgemein lässt sich sagen, dass dies hauptsächlich beschreibende, analytische und experimentelle Tätigkeiten sind:

- Untersuchung von Umwelteinflüssen und ihr Auswirkung auf die Gesundheit
- Leistungen für die Gesundheitsförderung
- Statistische Erfassung von Krankheiten, sowie deren Auslöser und die Entwicklung
- Infektionsepidemiologie
- Epidemiologie der allergischen und dermatologischen Erkrankungen
- Ernährungsepidemiologie
- Umweltmedizin
- Krebsepidemiologie
- Herz - Kreislauf - Epidemiologie
- Genetische Epidemiologie
- Epidemiologie der Arbeitswelt

Für die vorliegende Ausarbeitung werden nicht alle Tätigkeiten ausführlich beschrieben, beispielhaft wird auf drei ausgewählte Bereiche näher eingegangen: Umweltepidemiologie, Arbeitsepidemiologie, Ernährungsepidemiologie.

3.2.1. Umweltepidemiologie

Die Umweltepidemiologie, beziehungsweise die Umweltmedizin, analysiert und bewertet die Auswirkungen von verschiedenen Umweltfaktoren auf die Gesundheit eines Menschen und dementsprechend auf eine Population. Dabei unterscheidet man diese beiden Bereiche. Während sich die Umweltmedizin aus individualmedizinischer Sicht um die Prävention, Therapie und Diagnose von umweltbezogenen Erkrankungen bei einzelnen Personen sorgt, befasst sich die Umweltepidemiologie mit der Verteilung umweltbezogener Erkrankungen und erörtert deren Ursachen in der Bevölkerung. Untersucht werden zum einen Risiken und Gefahren für die menschliche Gesundheit, sodass diese rechtzeitig erkannt werden und durch eine Bewertung die Grundlage der Prävention gebildet wird. Dies ist eine Aufgabe der Umweltmedizin. Zum anderen untersucht die Umweltepidemiologie die Umweltbelastungen und Umweltschadstoffe, wodurch die physische, psychische und soziale Umwelt genauer beschrieben wird (vgl. Bolte 2015).

3.2.2. Arbeitsepidemiologie

In diesem Bereich wird die Häufigkeit von arbeitsbezogenen Erkrankungen und deren Ursachen untersucht. Dabei spielt unter anderem auch der Arbeitsplatz eine wichtige Umweltbedingung. Ebenfalls steht hier nicht nur eine einzelne Person im Fokus, sondern eine ganze Personengruppe. Die Arbeitsepidemiologie beschäftigt sich mit dem Arbeitsplatz selbst, aber auch mit einzelnen Tätigkeiten und deren Form der Belastung auf das Individuum oder einer Gruppe. Betrachtet werden chemische, biologische oder physikalische Einflüsse der Tätigkeiten oder des Arbeitsplatzes und damit verbunden die Bedingungen, unter denen gearbeitet wird (vgl. Bayerisches Landesamt für Gesundheit und Lebensmittelrecht, zuletzt aktualisiert 16.01.2012). Darüber hinaus geht es im weiteren Sinne um die Bedeutung der physischen, psychischen und sozialen Arbeitswelt für Gesundheit und Wohlbefinden. Neben der Untersuchung der gesundheitlichen Wirkungen bekannter Arbeitsbelastungen und Quantifizierung der Effekte können arbeitsepidemiologische Studien dazu beitragen, ausgehend von einer räumlichen oder zeitlichen Häufung von Erkrankungen, sogenannten Clustern, dafür verantwortliche und unter Umständen bis dahin noch unbekannte, gesundheitsgefährdende Arbeitsexpositionen zu identifizieren. Die Ergebnisse arbeitsepidemiologischer Untersuchungen sind ein wesentlicher Bestandteil von Risikoabschätzungen und bilden eine Grundlage für die Entwicklung von

Präventionsstrategien und Gesundheitsförderungsmaßnahmen (vgl. Bayerisches Landesamt für Gesundheit und Lebensmittelrecht).

3.2.3. Ernährungsepidemiologie

„Die Ernährungsepidemiologie umfasst das Sammeln, Ordnen und Bewerten von Informationen über Handlungen (Ernährungsverhalten) und deren Beweggründe (Determinanten des Ernährungsverhaltens) sowie deren Auswirkungen (Ernährungs- und Gesundheitszustand) im Bereich der Ernährung des Menschen."(Müller/Trautwein 2005, S.43)

Als ein eigenständiger Wissenschaftszweig hat sich die Ernährungsepidemiologie innerhalb der Ernährungswissenschaften etabliert, was daraus resultiert, dass fast täglich neue Erkenntnisse zwischen Ernährungsverhalten und dem Gesundheitszustand einer Population veröffentlicht werden. Diese Informationen sind für mehrere Bereiche und Tätigkeitsfelder von außerordentlicher Bedeutung, denn Mediziner, Ernährungswissenschaftler und Interessierte arbeiten damit. Somit ist die Ernährungsepidemiologie die Grundlage für etwaige Präventionsstrategien, aber auch für Maßnahmen zur Gesundheitsförderung. Damit keine Fehlinterpretationen auftauchen, ist es wichtig, dass die Auswertungen unter bestimmten Methoden erfolgen, was bedeutet, dass Daten bezüglich der Ernährungsgewohnheiten erfasst werden müssen, diese sollen dann kritisch betrachtet und aus ernährungsepidemiologischer Sicht analysiert und interpretiert werden (vgl., ebd. S.43f.). Ziele und Leistungen der Ernährungsepidemiologie sind (vgl., ebd. S. 48):

- Die Lebensmittelstoffaufnahme- und die Nährstoffaufnahme einer Population müssen erfasst werden, dadurch kann…
- ..der Ernährungsstatus der Gesamtbevölkerung beziehungsweise einer bestimmten Bevölkerungsgruppe erfasst und analysiert werden, dadurch kann…
- …eine Auswertung erfolgen, welche als Statistik zugänglich gemacht wird, dabei werden…
- …Beziehungen zwischen dem Ernährungsverhalten und dem Auftreten von Erkrankungen hergestellt, wodurch…
- …Hypothesen formuliert werden, welche…
- …die Bedeutung von bestimmten Merkmalen für das Erkrankungsrisiko beim Menschen beschreiben, dadurch können…
- …Erkrankungsmechanismen bestätigt werden, wodurch…
- …Präventionsstrategien ermittelt und bewertet werden.

4. Epidemiologische Studientypen und Methoden

Die folgende Abbildung beschreibt kurz und übersichtlich die unterschiedlichen Methoden der Epidemiologie, auf welche dann im weiteren Verlauf, unter den Punkten 4.1., 4.2. und 4.3., eingegangen wird.[4]

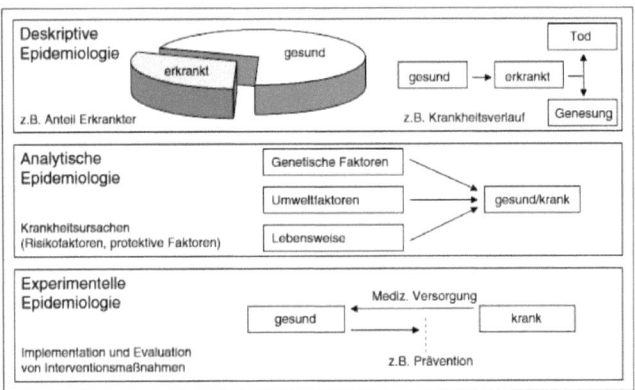

Abbildung 3 Fragestellungen und Arbeitsweisen der Epidemiologie (in: Kohlmann (2016) in: Gostomzky modif. nach einer Abbildung bei Beagelhole et. al. 1997)

4.1. Deskriptive Epidemiologie

Befasst sich mit der Beschreibung der Häufigkeit von Erkrankungen oder Gesundheitsstörungen und deren Verteilung in der Bevölkerung. Dabei beschreibt sie das Auftreten von Krankheiten im Zusammenhang mit soziodemografischen Variablen wie dem Alter, dem Geschlecht, dem Beruf oder auch der Umwelt (vgl. Hautmann 2012). Ergänzt wird die deskriptive Epidemiologie durch die analytische Epidemiologie.

4.2. Analytische Epidemiologie

Sie ist der Teil der Epidemiologie, welche versucht durch Überprüfung von Studienhypothesen neue Hinweise auf Krankheitsursachen zu erhalten. Dabei geht die analytische Epidemiologie vor allem den Hintergründen der Erkrankung nach. Sie fokussiert die Frage nach den Ursachen und der Wirkung. Jene Daten werden gesammelt, analysiert und jeweilig dazu entsprechende Hypothesen entwickelt, welche die Daten nochmals überprüfen (vgl. Hautmann 2012).

---

[4] Selbstverständlich gibt es einen großen Korpus an epidemiologischen Methoden, jedoch wird in der vorliegenden Ausarbeitung nicht auf alle Methoden detailliert eingegangen. Vielmehr wurden die drei bedeutendsten und grundlegendsten Methoden ausgesucht und beschrieben.

4.3. Experimentelle Epidemiologie

Die experimentelle Epidemiologie beschäftigt sich mit der Testung eines experimentellen, kontrollierbaren Faktors.

> *„Die experimentelle oder interventionsbezogene Epidemiologie widmet sich der Implementation epidemiologischer Erkenntnisse in der Form praktischer (z.B. Präventionsprogramme) Programme und der evaluativen Untersuchung der Wirksamkeit dieser Interventionen." (Kohlmann in: Gostomzky 2016, S.1f.)*

4.4. Molekulare Epidemiologie

Die molekulare Epidemiologie nutzt sequenzbasierte Daten oder andere verschiedene Typisierungsdaten eines oder mehrere Biomarker, welche messbare Parameter biologischer Prozesse sind. Biomarker dienen hierbei als Indikatoren, zum Beispiel für eine Krankheit und werden aus diesem Grund dazu herangezogen um etwaige analytische Aussagen treffen zu können. Sie dienen zur Bestätigung oder zum Ausschluss von Epidemien, aber auch zur Ermittlung der verschiedenen Infektionsweg, der Verbreitung und Replikation. Demnach kann der genaue Infektionsweg, insbesondere die bakterielle Infektion, eine Virusinfektion oder die Infektion durch Pilze und Parasiten analysiert werden (vgl. ebd., S. 21)

5. Epidemiologische Kennzahlen

Epidemiologische Kennzahlen werden in der Arbeit und Analyse benötigt, um den Überblick über die Lage der Bevölkerung oder auch über die Ausbreitung einer Krankheit zu erleichtern. Zu diesen Kennzahlen zählen die Prävalenz, das Risiko und damit verbunden das Lebenszeitrisiko, sowie die Inzidenzrate.[5] Wenn eine dieser Kennzahlen ein gewisses Maß überschreitet, dann kann der Epidemiologe nach Auswertung dessen auch gezielte Maßnahmen ergreifen, um das Risiko zu mindern. Dadurch greift die Epidemiologie intervenierend ein.

5.1. Prävalenz

„Der Begriff Prävalenz stammt aus dem Lateinischen: praevalere ‚Übergewicht, Vorrang haben'. Die Prävalenz ist eine Kenngröße der Epidemiologie zur Charakterisierung der Häufigkeit einer Erkrankung (oder Merkmal) in einer bestimmten Gruppe (Population)."
(Kreienbrock/Schach 2005, S.20)

Dabei wird außerdem eine punktuelle Prävalenz (siehe Abbildung 4), also die Anzahl an Erkrankungsfällen zu einem bestimmten Zeitpunkt, angegeben auf 1000 oder 100.000 Personen der Population und der periodischen Prävalenz, Anzahl der Erkrankungsfälle in einer bestimmten Zeitperiode, unterschieden. Die Periodenprävalenz (siehe Abbildung 4) gliedert sich in die Gesamtlebenszeitprävalenz und damit das Auftreten der Krankheit in der gesamten Lebensdauer einer Population, die Lebenszeitprävalenz, also das Auftreten der Krankheit in der bis zum Erhebungszeitpunkt verstrichenen Lebenszeit und in die 12-Monats, sowie die 30-Tage Prävalenz, auf (vgl. Kreienbrock/Schach 2005, S.20f.). Gemessen wird die Prävalenz in der sogenannten Prävalenzrate, welche die Anzahl der Erkrankten zu einem bestimmten Zeitpunkt im Verhältnis zur Anzahl der untersuchten Personen misst (vgl. ebd., S.20). Die Lebenszeitprävalenz beschreibt somit das Lebenszeitrisiko und damit die Wahrscheinlichkeit, im Laufe einer üblichen Lebensspanne an einer bestimmten Störung zu erkranken.

---

[5] Weiterhin gibt es innerhalb der Epidemiologie noch weitere Kennzahlen, wie die Morbidität, sowie die Mortalität, auf welche in dieser Ausarbeitung nicht weiter eingegangen wird, da dies sonst den Rahmen sprengen würde. Lediglich kurze Definitionen, sollen die Kennzahlen erläutern.
Morbidität: „Maß für die Häufigkeit von Krankheit in der Bevölkerung ohne Unterscheidung zwischen Inzidenz und Prävalenz" (Kreienbrock/Schach 2005, S.15).
Mortalität: „In einer Bevölkerung jährlich gestorbene Personen, bezogen auf die mittlere jährliche Bevölkerung in dieser Region. Meist ausgedrückt als Rohe Sterberate" (ebd. S.15).

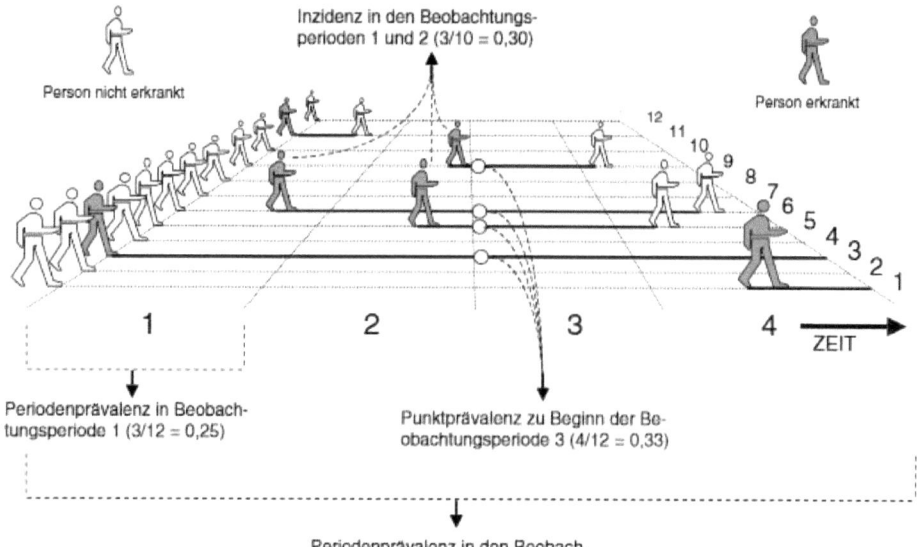

Abbildung 4[6] Beispiel für die Bestimmung der Inzidenz und Prävalenz anhand der zu Beginn einer Beobachtung in einem Kollektiv von 12 Personen vorliegenden und der im weiteren Zeitverlauf neu auftretenden Erkrankungsfälle. (in:Kohlmann (2016) in: Gostomsky)

---

[6] Zur Veranschaulichung zeigt Abb. 4 die Berechnung verschiedener Inzidenz- und Prävalenzzahlen anhand eines einfachen Beispiels: Das Studienkollektiv besteht aus insgesamt 12 Personen, die über eine in vier gleich große Teilabschnitte eingeteilte Gesamtperiode beobachtet werden. Es wird angenommen, dass 2 der 12 Personen zu Beginn der Beobachtung bereits erkrankt sind. Durch das Auftreten eines weiteren Erkankungsfalles in Beobachtungsperiode 1 ergibt sich für diesen Abschnitt als absolute Häufigkeit eine Periodenprävalenz von 3, die auf die Gesamtheit aller initial in die Beobachtung eingehenden Personen (12) bezogen werden kann. In Abschnitt 2 kommen zwei weitere Fälle, in Abschnitt 4 ein weiterer Fall hinzu, so dass die Periodenprävalenz im gesamten Beobachtungszeitraum 6 (von 12) beträgt. Die Punktprävalenz zu Beginn der dritten Beobachtungsperiode beläuft sich auf 4 (von 12), da eine der initial bereits erkrankten Personen (Fall Nr. 11) wieder genesen ist und drei über diesen Zeitpunkt hinaus fortbestehende Neuerkrankungen hinzukamen. Die Inzidenz während der ersten beiden Beobachtungsperioden umfasst dadurch drei Fälle, die im Unterschied zur Prävalenzberechnung auf die 10 initial gesunden Personen bezogen werden (Kohlmann (2016) in: Gostomsky)

18

5.2.Risiko

In der Epidemiologie wird das Risiko als „die Wahrscheinlichkeit" bezeichnet „während eines bestimmten Zeitraums an einer bestimmten Krankheit zu erkranken oder zu sterben" (ebd., S.23). Das Risiko ist damit die Zahl der Neuerkrankungen innerhalb einer bestimmten Zeitspanne und einer bestimmten Bevölkerungspopulation. Bei der Messung muss beachtet werden, dass dieselbe Person natürlich auch innerhalb des Zeitraums mehrmals erkranken kann.

5.3.Inzidenzrate

„Der Begriff Inzidenz stammt aus dem Lateinischen: incidere ‚vorfallen'. Die Inzidenz ist eine Kenngröße der Epidemiologie zur Charakterisierung der Häufigkeit einer Erkrankung in einer bestimmten Gruppe (Population)." (Kreienbrock/Schach 2005, S.45).

Damit gibt die Inzidenz die Anzahl der Neuerkrankungen an einer bestimmten Krankheit, in einer Bevölkerungsgruppe, während einer bestimmten Zeitspanne (üblicherweise ein Jahr) an. Die Bevölkerungsgruppe wird als eine Größe von ca. 100.000 Einwohnern definiert. Die Epidemiologie unterscheidet zwei Arten von Inzidenzen, die kumulative Inzidenz und die rohe Inzidenz. Die kumulative Inzidenz beschreibt, wie viele Personen neu erkranken, in Bezug auf die Personenzahl zu Beginn einer statistischen Beobachtung. Dabei hält die Epidemiologie die zeitliche Entwicklung fest und analysiert diese mittels festgelegter Methoden. Aus diesem Grund wird die kumulative Inzidenz auch häufig als personenbezogenes Risiko bezeichnet. Dieses gibt detailliert an, wann beispielsweise eine Person erkranken wird und mit welcher Wahrscheinlichkeit. Die rohe Inzidenz ist das Verhältnis von gesunden Personen zu dem in einem Jahr erkrankten Personen, innerhalb einer bestimmten Region. Hier spielt die epidemiologische Auswertung eine wichtige Rolle, da dadurch festgestellt werden kann, wie viele Behandlungsplätze in bestimmten Regionen für bestimmte Krankheiten benötigt werden. Durch die rohe Inzidenz kann auch die Zunahme und Abnahme von Neuerkrankungen analysiert werden (vgl. Kreienbrock/Schach 2005, S. 45f.).

6. Reproduktionszahl

Unter den Reproduktionszahlen versteht man die Basisreproduktionszahl und die Nettoreproduktionszahl. Die Basisreproduktionszahl beschreibt die Grundvermehrungsrate, wodurch sie angibt, wie viele Menschen im Durchschnitt von einer bereits erkrankten Person infiziert wurden. Dies gelingt aber nur im Kontext, wenn die betroffene Bevölkerung weder geimpft, noch in irgendeiner Form vor einer Übertragung geschützt wird.

Die Basisreproduktionszahl ist die entscheidende Maßzahl für die Vorausberechnung des Verlaufs einer Epidemie mit und ohne Interventionen. Steigt der Anteil der immunen Bevölkerung, entweder durch eine erlittene Infektion oder eine Impfung, sinkt auch die sogenannte effektive Reproduktionszahl, berechnet aus R_0 abzüglich der geschützten Bevölkerung. Wird ein Krankheitserreger in eine Population eingebracht, versucht man durch Impfungen, die Isolation Erkrankter oder die Quarantäne von Verdachtsfällen die effektive Reproduktionszahl unter 1 zu senken, sodass ein Infizierter durchschnittlich weniger als eine weitere Person infiziert. So kann eine (sich anbahnende) Epidemie kontrolliert werden (vgl. Ehlkes/May 2015 in: APUZ). Die Nettoreproduktionszahl dagegen, berücksichtigt zusätzlich die Immunität der Menschen und den Einfluss von Kontrollmaßnahmen. Möchte man eine Epidemie eindämmen, sogar auslöschen, dann muss beim Ersteren die Nettoproduktionszahl auf den Wert 1 gebracht werden, für eine komplette Bekämpfung muss der Wert kleiner als 1 sein, diesbezüglich gegen 0 laufen. Die effektive Reproduktionszahl sinkt unter 1, die Krankheit kann sich so nicht in der Bevölkerung halten und stirbt aus (vgl., ebd.).

7. Beziehungsnetze und sozial bedingte Ungleichheit von Gesundheitschancen

Die Epidemiologie als Wissenschaft geht des Weiteren auch auf die sozial bedingte Ungleichheit von Gesundheitschancen ein und beschreibt wie sich hier ein Beziehungsnetz entwickeln kann. Dabei liegt der Fokus besonders auf dem sozialen, geografischen aber auch ökonomischen Umfeld von Erkrankungen. Dies führt zu einer Abgrenzung zur Medizin, welche sich meistens nur auf die unmittelbaren Faktoren, wie beispielsweise Körperverletzungen oder Viren beschränkt. Der Epidemiologie reicht diese Eingrenzung jedoch nicht aus, weshalb sie das weitere Umfeld näher betrachtet und untersucht. Gerade in den letzten Jahren wurde der Umwelt und der Gesundheit unter der Betrachtung von sozioökonomischen Faktoren eine große Priorität zugesprochen (vgl. Bolte/Mielck 2004, S. 38). Das Konzept Umweltgerechtigkeit geht von der Grundannahme aus, dass Umweltfragen nicht losgelöst von sozialen Fragen gesehen werden können. Das grundlegende Prinzip von Umweltgerechtigkeit ist das Recht jeder Person auf eine gesunde Umwelt (ebd., S.39). Unterschieden werden als substantive und prozedurale Rechte:

- Verteilungsgerechtigkeit
- Verfahrensgerechtigkeit/Beteiligungsgerechtigkeit
- Vorsorgegerechtigkeit
- Chancengerechtigkeit.

Des Weiteren sind in der Umweltgerechtigkeitsdiskussion Geschlechtergerechtigkeit, internationale und intergenerationale Umweltgerechtigkeit von Bedeutung. Zum anderen werden in der umweltepidemiologischen Forschung unter methodischen Gesichtspunkten zur Verbesserung der Aussagekraft vermehrt sozioökonomische Faktoren in die Analysen einbezogen. Als relevante Mechanismen werden die Expositionsvariation nach sozialer Lage und die Effektmodifikation durch sozioökonomische Faktoren untersucht. Expositionsvariation bedeutet, dass die Umweltqualität hinsichtlich Art und Ausmaß nach der sozialen Lage variieren kann. Effektmodifikation bezeichnet die sozial ungleich verteilte Vulnerabilität (Empfindlichkeit) von Personen gegenüber Umweltexpositionen (vgl. ebd., S.45ff.).

Literaturverzeichnis

BOLTE, G/ MIELCK, A. (HRSG.): Umweltgerechtigkeit. Die soziale Verteilung von Umweltbelastungen. Juventa Verlag, Weinheim und München 2004.

BONITA, RUTH / BEAGLEHOLE, ROBERT / KJELLSTRÖM, TORD: Einführung in die Epidemiologie. Huber Verlag, 1. Auflage. Bern 2013.

HAAS, WALTER (HRSG.): Influenza – Prävention, Diagnostik, Therapie und öffentliche Gesundheit. Urban & Fischer Verlag, München 2009.

MÜLLER, HANS E.: Die Infektionserreger des Menschen: Klinik, Epidemiologie, Ökologie und Nomenklatur. Springer Verlag, Berlin 1989.

KLOEPFER, MICHAEL (HRSG.): Pandemien als Herausforderung für die Rechtsordnung. 1., neue Ausg. Baden-Baden : Nomos, 2011 (Schriften zum Katastrophenrecht 4)

KREIENBROCK, LOTHAR/ SCHACH, SIEGFRIED: Epidemiologische Methoden. Spektrum Verlag, Heidelberg 2005.

MÜLLER, MANFRED J./ TRAUTWEIN, ELKE: Gesundheit und Ernährung – Public Health Nutrition. UTB Verlag, Stuttgart 2005.

WAHRIG – BURFEIND: Fremdwörterlexikon. Deutscher Taschenbuch Verlag, 2. Auflage. München 2007.

Online Quellen

ADAC E.V.: Zahlen, Fakten, Wissen. Aktuelles aus dem Verkehr. Ausgabe 2016. München 2016. (https://www.adac.de/_mmm/pdf/statistik_zahlen_fakten_wissen_1016_208844.pdf letzter Zugriff: 24.02.2017, 10:33 Uhr).

BOLTE, GABRIELE: Umweltepidemiologie. Bayerisches Landesamt für Gesundheit und Lebensmittelsicherheit. Erlangen 2015. http://www.lgl.bayern.de/gesundheit/arbeitsplatz_umwelt/umweltepidemiologie/index.htm (letzter Zugriff: 24.02.2017, 16:12 Uhr).

BAYERISCHES LANDESAMT FÜR GESUNDHEIT UND LEBENSMITTELRECHT: Arbeitsepidemiologie. Zuletzt aktualisiert 16.01.2012. Erlangen.

http://www.lgl.bayern.de/arbeitsschutz/arbeitsmedizin/arbeitsepidemiologie/index.htm (letzter Zugriff: 24.02.2017, 16:19 Uhr).

EHLKES, LUTZ/ MAY, JÜRGEN: Seuchen – gestern, heute, morgen. Bundeszentrale für politische Bildung. 06.05.2015. Aus Politik und Zeitgeschichte (APUZ 20-21/2015). http://www.bpb.de/apuz/206105/seuchen-gestern-heute-morgen?p=all (letzter Zugriff: 24.02.2017, 14:49 Uhr).

HAUTMANN, WOLFGANG: Epidemiologie. Bayerisches Landesamt für Gesundheit und Lebensmittelsicherheit. Erlangen 2016. (http://www.lgl.bayern.de/gesundheit/sozialmedizin/epidemiologie/ (letzter Zugriff: 24.02.2017, 12:38 Uhr).

PFISTER, ULRICH/ FERTIG, GEORG: Epidemiologischer Übergang. Uni Münster 2004. http://www.uni-muenster.de/Geschichte/SWG-Online/dem_uebergang/glossar_epidemiolog.htm (letzter Zugriff: 24.02.2017, 15:31 Uhr)

UNGER, THOMAS: Berichte der ADAC Unfallforschung. München 2012. (https://www.adac.de/_mmm/pdf/Ufo%20Junge%20Fahrer_177%20KB_149526.pdf letzter Zugriff: 24.02.2017, 10:35 Uhr).

KOHLMANN, THOMAS (2016): Grundlagen der Epidemiologie. In: Gostomzky, Johannes: Angewandte Sozialmedizin. Handbuch für Weiterbildung und Praxis. https://mediendb.ecomed-storck.de/ecomedMedizin/texte/leseprobe/9783609769004_leseprobe_00.pdf (letzter Zugriff: 24.02.2017, 13:47 Uhr)

UNIVERSITÄT BASEL: Parasitologie und Parasitismus. Grundbegriffe der Epidemiologie. http://www.infektionsbiologie.ch/parasitologie/seiten/lernmodule/lm4/lm4_index.html (letzter Zugriff: 24.02.2017, 14:27 Uhr)

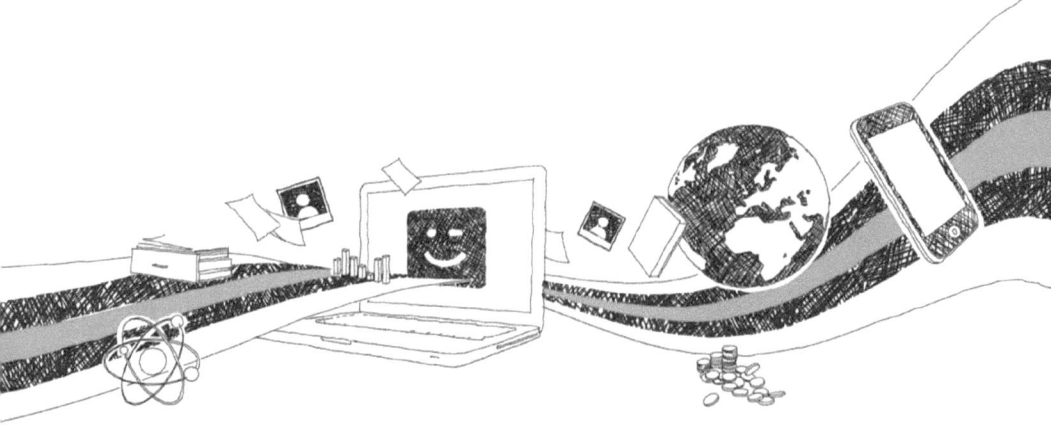
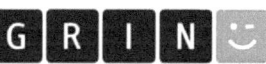